TRANSFORATION DU CRANE

(MÉTHODE D'HUBERT, DE LOUVAIN),

PAR

LE Dr A. DELASSUS,

Professeur suppléant à la Faculté libre de Médecine de Lille.

LILLE,

AU BUREAU DU *JOURNAL DES SCIENCES MÉDICALES*.

56, RUE DU PORT.

1885.

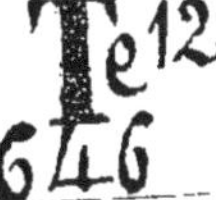

TRANSFORATION DU CRANE

(MÉTHODE D'HUBERT, DE LOUVAIN),

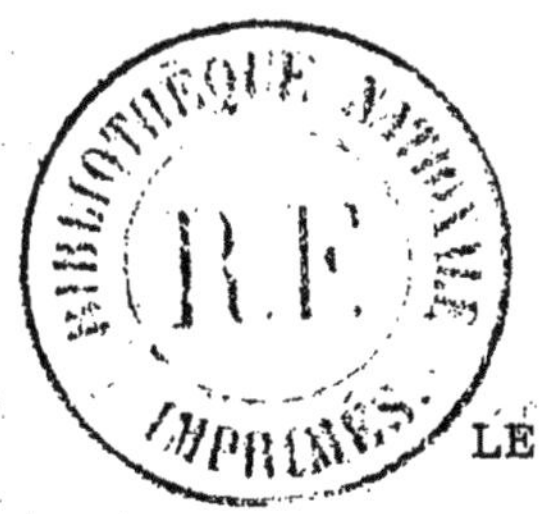

PAR

LE Dr A. DELASSUS,

Professeur suppléant à la Faculté libre de Médecine de Lille.

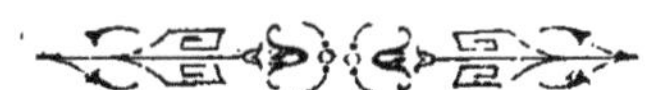

LILLE,

AU BUREAU DU *JOURNAL DES SCIENCES MÉDICALES*,

56, RUE DU PORT.

1885.

TRANSFORATION DU CRANE.

> On n'a pas le droit de se montrer indifférent pour une opération qui sacrifie moins de malades que celle que l'on a l'habitude de pratiquer : la routine en pareil cas serait de l'inhumanité.
>
> (JOULIN.)

Si un chirurgien autorisé apportait au monde savant une méthode nouvelle pour l'exécution d'une opération quelconque, taille, résection, etc. et si ce procédé simple, inoffensif, rapide, s'appuyait sur une statistique sérieuse et accusant dans la mortalité une diminution de plus de 20 %, peut-on croire qu'une froide indifférence accueillerait ce perfectionnement et que le silence se ferait autour de ce progrès.

C'est bien peu probable, et cependant c'est là ce qui est arrivé en obstétrique pour la méthode de transforation du crâne, inventée avant 1860 par le célèbre accoucheur, le Dr Hubert, professeur à la Faculté catholique de Louvain.

En Belgique, les idées d'Hubert sont plus répandues, cela se conçoit, et la méthode plus employée. Les élèves en ont apprécié les avantages au cours du professeur et plus tard l'ont utilisée dans leur pratique.

En France, malgré les expériences faites à Strasbourg, à Paris, devant MM. Stoltz, Depaul, Guéniot, Mattei, Joulin, Guyon, par M. E. Hubert lui-même, si le transforateur est connu, il doit être en tout cas peu employé, d'après les divers recueils scientifiques que j'ai parcourus et qui n'en publient aucune observation. (1)

Parmi les traités classiques français, plusieurs ne signalent même pas la méthode, d'autres ne la décrivent que pour être complets. L'ouvrage récent de Charpentier en parle longuement et résume ainsi son opinion :

« Cette méthode mérite donc d'appeler sérieusement l'attention des accoucheurs, car il est impossible de méconnaître les résultats vraiment remarquables qu'elle a donnés jusqu'à présent entre les mains de son inventeur, le savant et très regretté professeur de Louvain. »

Dans son Cours d'accouchements, le Dr Hubert fils, donne sur ce procédé de transforation des détails complets et très intéressants en les appuyant d'une statistique qui entraîne véritablement la conviction.

C'est après cette instructive lecture que, l'occasion s'en présentant, j'ai voulu me servir du transforateur dans le cas que je vais résumer.

Avant de publier cette observation, je dois reconnaître qu'après les travaux d'Hubert père, l'inventeur de la méthode, les savantes leçons de son fils Eugène Hubert, professeur à la Faculté catholique de Louvain, il reste peu de chose à glaner dans ce champ que ces deux célèbres accoucheurs ont moissonné avec tant de soin.

Notre travail ne peut avoir qu'un but fort modeste, mais peut-être encore utile, en présentant aux lecteurs du Journal des Sciences Médicales de Lille, un instrument peu employé

---

(1) En 1884, à Lille, M. E. Hubert a bien voulu exposer la méthode de son père devant les élèves du prof. Eustache à la Faculté libre, et devant ceux de M. Gaulard à la Faculté de l'État.

chez nous et qui mérite cependant toute l'attention des praticiens.

Les détails de l'application du transforateur sont empruntés à l'ouvrage si pratique d'Eug. Hubert, Cours d'accouchements, 2e édition 1885. Notre collègue a mis également à notre disposition les dessins qui représentent l'instrument : nous l'en remercions ici très sincèrement.

Principe de la méthode. — Dans l'immense majorité des cas de retrécissement du bassin, le principal, le seul obstacle à la descente de la tête, n'est pas la voûte du crâne. Cette voûte s'affaisse après une simple perforation suivie de l'évacuation de la matière cérébrale, et si la difficulté résidait dans cette partie, la perforation la lèverait. Mais il n'en est malheureusement pas ainsi ; les pariétaux s'aplatissent, le cerveau sort en bouillie, et la tête ne descend pas : la base du crâne est là intacte, solide. C'est là qu'est l'obstacle qu'il faut briser, la pierre d'achoppement qu'il faut détruire, puisqu'on ne peut l'écarter.

C'est cette partie que cherchent à écraser, avec des succès divers, céphalotribes, crânioclastes, transforateurs, basiotribes, forceps-scie, etc.

Atteindre la base et la saisir entre les mors d'une pince, quelle qu'elle soit, est une opération difficile : la hauteur considérable où se trouve la tête fait que la pince glisse et s'échappe.

Hubert, de Louvain, instruit par sa longue expérience de l'impuissance de ces instruments et de leurs dangers pour la mère, se donna pour *but* à atteindre de « rendre la tête du » fœtus ductile de façon à ce que sans danger pour la mère, » elle puisse se mouler dans le rétrécissement et le franchir » sous l'effort des contractions utérines ou de légères tractions. »

Il s'agissait donc de détruire la base par un autre procédé que ceux connus jusqu'à lui.

Si l'on pouvait percer dans la base du crâne un ou plusieurs trous de 30 millimètres (fig. 3), il est de toute évidence que

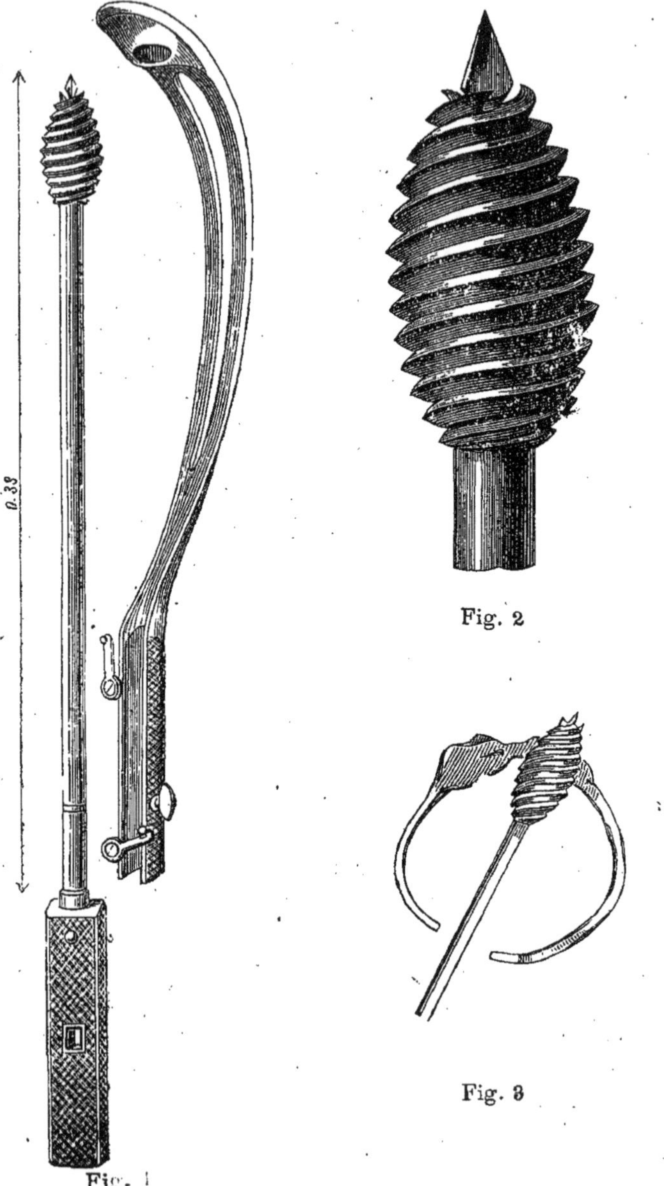

Fig. 1

Fig. 2

Fig. 3

cette portion, ainsi battue en brèche, n'offrirait plus guère de résistance et s'affaisserait sous une faible pression. Voilà le *principe* de la méthode.

Pour sa *réalisation*, rien de plus simple que l'instrument inventé par Hubert. En voici la description (voir ci-contre le dessin) :

Le transforateur se compose de deux seules pièces : 1° une tige d'acier très solide, longue de 38 c. montée sur une poignée transversale et surmontée d'une poire de 6 c. de longueur sur 29^{mm} d'épaisseur parcourue d'un triple pas-de-vis et terminée par un poinçon : c'est le *térébellum* (fig. 1) ; 2° d'une branche protectrice courbe sur le plat et large de 32 millimètres. Sa courbure est de 5 c. 1/2 ; son bec un peu renflé est percé d'un trou évasé assez large pour recevoir sûrement et masquer la poire du térébellum ; son manche est creusé en demi-gouttière pour recevoir la tige du perforateur qui s'y trouve fixée par deux clavettes et immobilisée, au besoin, par une vis de pression de façon à former du tout une pince à extraction.

Ceci étant donné, on devine le mode d'emploi de l'instrument. La térébellum perforera la voûte, triturera la matière cérébrale, transforera la base ; la branche protectrice, une fois les deux pièces articulées, présentera toujours sa petite cupule pour recevoir la pointe du térébellum quand elle aura traversé les tissus fœtaux.

Pour ne pas nous répéter, nous donnerons dans notre observation les détails de l'application de l'instrument, sauf à ajouter ensuite quelques notions complémentaires.

Mme P... ménagère, 39 ans, VI pare, n'a eu jusqu'à présent que de bonnes grossesses et d'heureux accouchements. Pendant cette dernière portée, elle ressentit des douleurs dans les jambes, de grandes fatigues, qu'elle attribue à du rhumatisme ; son état général était assez ébranlé.

Le travail, à terme, commença le 24 avril, dans la soirée. Le 25,

M. le docteur Lambin constata une présentation de la face en M. I. D.P. Malgré des contractions fréquentes, la présentation ne descendait pas. Le 26, M. Lambin appliqua deux fois le forceps et tira sans résultat. Dans la nuit du 26 au 27 mon confrère me prie de l'assister. Je trouve une femme maigre, pâle, au teint jaunâtre, aux traits tirés. Je constate les signes suivants déjà notés par M. Lambin : 1° un rapprochement des arcades du pubis au point que la partie antérieure admettait à peine deux doigts et que pour introduire la main, il fallait la porter considérablement en arrière ; 2° Une saillie marquée du promontoire réduisant le diamètre promonto-pubien à 8 c. Le col est mou et dilatable ; la tête élevée, est en M. I. D. P., le front occupant presque le centre du détroit supérieur. Le fœtus est mort depuis longtemps.

J'essaie une application du forceps. La branche gauche se place aisément ; la droite ne se pose qu'avec peine et défectueusement, aussi l'instrument lâche-t-il prise. Il en est de même dans une seconde application. Je tente la version podalique : mais la matrice retractée avec force empêche toute introduction prudente de la main.

Ces manœuvres ont épuisé la femme et nous remettons les tentatives ultérieures au lendemain matin 27, après avoir prescrit une potion au chloral.

M. le Dr Lambin, M. Bourgois interne à la maternité St-Anne et moi arrivons vers 9 heures. La femme a un peu dormi — Deux nouvelles applications de forceps sont tentées dans les mêmes conditions et avec le même résultat, ainsi qu'une dernière version.

Il n'y avait plus qu'à pratiquer la céphalotripsie, en présence de l'insuccès de tous ces moyens que nous pouvions regretter d'avoir employés avec tant d'insistance.

J'avais en prévision de cette mesure emporté le transforateur d'Hubert.

Transforation. — La vessie et le rectum étant vidés, la femme est placée en travers du lit, sur le dos, dans la position obstétricale. — La pointe du térébellum est masquée par un morceau de cire et la cuiller protectrice huilée. J'introduis la main gauche dans le vagin, la face palmaire en haut et creusée en gouttière, les doigts contournent la tête et confirment le diagnostic de M. I. D. P. Je fais passer la poire du térébellum dans la gouttière palmaire ; la pointe arrive à la suture frontale dans laquelle je la fais pénétrer. Je tourne la tige ; le pas-de-vis mord, les os s'écartent et bientôt je sens qu'elle est dans la cavité crânienne. Je brasse en tous sens la matière cérébrale. Le térébellum poussé vers la base, tombe dans le trou rachidien, ce dont il est facile de se rendre compte par cette sensation de la poire entourée de toute part.

Sur ma main gauche encore, j'introduis la branche protectrice à droite, du côté du menton ; son application est *très facile* et contraste avec la difficulté que nous avions rencontrée à placer la branche droite du forceps.

La branche protectrice est confiée à un aide. Je suis la gouttière basilaire avec la pointe du térébellum et quand je pense être au niveau de la selle turcique, je pousse, puis je tourne la tige pour faire mordre le pas-de-vis ; je tire en même temps sur la branche protectrice, dans la gouttière de laquelle j'ai logé la tige du térébellum. L'espace compris entre le manche de la cuiller et la poignée du térébellum nous indique qu'il y a une bonne épaisseur d'os et de tissus.

La résistance que l'on éprouve, les craquements des os écartés, broyés, nous édifient sur le travail opéré par la poire. Quand la poignée du térébellum touche la gouttière protectrice, je donne les deux tours *complémentaires* recommandés par l'auteur, pour faire passer toute la poire dans l'ouverture et achever l'éclatement des os.

La pointe qui termine le pas-de-vis, ne pourrait en ce moment blesser l'utérus, cachée qu'elle est dans la cupule du bec de la cuiller.

Par des tours inverses, je fais rentrer la poire dans la cavité crânienne, je place la branche protectrice un peu plus en avant et pratique un nouveau trou en un endroit indéterminé ; enfin un troisième, important à en juger par l'épaisseur des tissus. Le trou fait, la pince est fixée dans sa position et j'exerce quelques légères tractions ; la matière cérébrale sort en grande abondance; la tête descend manifestement et en quelques minutes la femme est délivrée. Toute l'opération, faite sans hâte, avait duré 15 minutes environ.

La femme, cela se conçoit, n'avait nullement souffert de toutes ces manœuvres dont la partie efficace a lieu à l'intérieur du crâne, mais elle se trouva naturellement fatiguée d'un travail aussi prolongé.

Une injection de sublimé 1/1000 est pratiquée et nous prescrivons des cordiaux.

Le surlendemain, sans frisson, sans douleur de ventre, l'accouchée est prise de fièvre. La vulve est œdématiée.

Elle se maintient dans cet état les quatre premiers jours, et à ce moment survient une hémorrhagie extrêmement abondante, comme l'a constaté le Dr Lambin appelé la nuit.

Ainsi affaiblie, elle mourut le 2 mai.

L'enfant était de volume ordinaire. Le térébellum perforait l'union du temporal gauche avec le sphénoïde; un autre trou traversait l'écaille de l'occipital, le premier passait à droite de l'ethmoïde. La tête s'affaissait sous la moindre pression latérale, chose que j'ai pu faire constater aux élèves, au cours d'accouchement fait sur ce sujet à cette occasion.

Malgré le dénouement fatal, cette observation me paraît être tout à l'avantage du perforateur, totalement innocent de la mort de cette femme qui a succombé aux suites d'un accouchement prolongé, des tentatives répétées (1) de délivrance par le forceps et la version, de son état général antérieur et surtout de l'hémorrhagie secondaire. L'autopsie n'a pu être faite; mais il est probable qu'on eût trouvé des déformations ostéomalaciques, hypothèse que confirmeraient la faiblesse, l'anémie de la femme, les douleurs dans les membres éprouvées pendant la grossesse, enfin le rapprochement classique des

(1) Dans pareil cas désormais, l'enfant mort, après une seule et prudente application de forceps, nous recourerions immédiatement à la transforation, sans tentative de version, vu l'innocuité de la méthode.

branches de l'arcade pubienne. Mais au point de vue qui nous occupe, la cause du rétrécissement a peu d'importance, le fait d'une angustie étant bien constaté.

Dans la pratique de cette transforation, j'ai suivi autant que possible le procédé indiqué par Hubert (*Cours d'accouchements*. — 2e édition. — P. 240 et suiv.), sauf en quelques détails sans grande importance.

Le 1er temps : Perforation de la voûte, n'est en réalité qu'une perforation simple, analogue à celle dont on trouve le manuel opératoire dans tous les Traités classiques.

La position dorsale pourrait être remplacée, selon Hubert, par le décubitus latéral, ce qui permettrait à la pointe de l'olive d'atteindre plus facilement la base du crâne dévié souvent en avant, en portant le manche du térébellum plus en arrière vers le coccyx. Dans notre cas, cette déviation n'existait pas ou peu.

La branche protectrice, vu son étroitesse, est en général facile à introduire et se place habituellement d'abord du côté de la face, si c'est le sommet qui se présente. Le térébellum passe au travers d'une fontanelle, d'une suture, d'un os même, selon que l'une ou l'autre de ces parties est plus facile à atteindre.

Dans les présentations de la *face*, on peut résumer ainsi le manuel opératoire :

M. A. *Térébellum* dans la voûte palatine, la narine ou la joue antérieure. — *Branche protectrice* du côté de l'occiput.

M. T. *Térébellum* dans la narine antérieure ou le maxillaire qui se trouve en avant. — *Branche protectrice* du côté de l'occiput.

M. P. *Térébellum* comme dans notre observation, un point quelconque de la région du front. — *Branche protectrice* du côté du menton.

Dans les présentations pelviennes : Ramener autant que possible la face en arrière. Le tronc de l'enfant est relevé vers le pubis. — Sur 4 doigts, on introduit la poire du *térébellum* jusque dans le *triangle sous-maxillaire* où elle s'implante à travers les parties molles, dans la voûte palatine.

La branche protectrice est placée du côté de la face. — On articule et on perfore.

Quelle que soit la position et la présentation, si après une perforation, la tête ne descend pas, il faut ramener la poire dans le crâne, déplacer la branche protectrice en portant le bec plus en dedans, puis plus en dehors, soit en le ramenant sur le côté du bassin ou derrière la cavité cotyloïde ou même en changeant de côté.

Le 3e temps, l'extraction du tronc, peut être confié aux efforts de la nature ; mais il vaut mieux, tout le monde ayant hâte d'en finir, fixer le térébellum dans la base du crâne, immobiliser, au moyen de la vis, la tige dans la gouttière, et tirer *légèrement* sur cette sorte de pince.

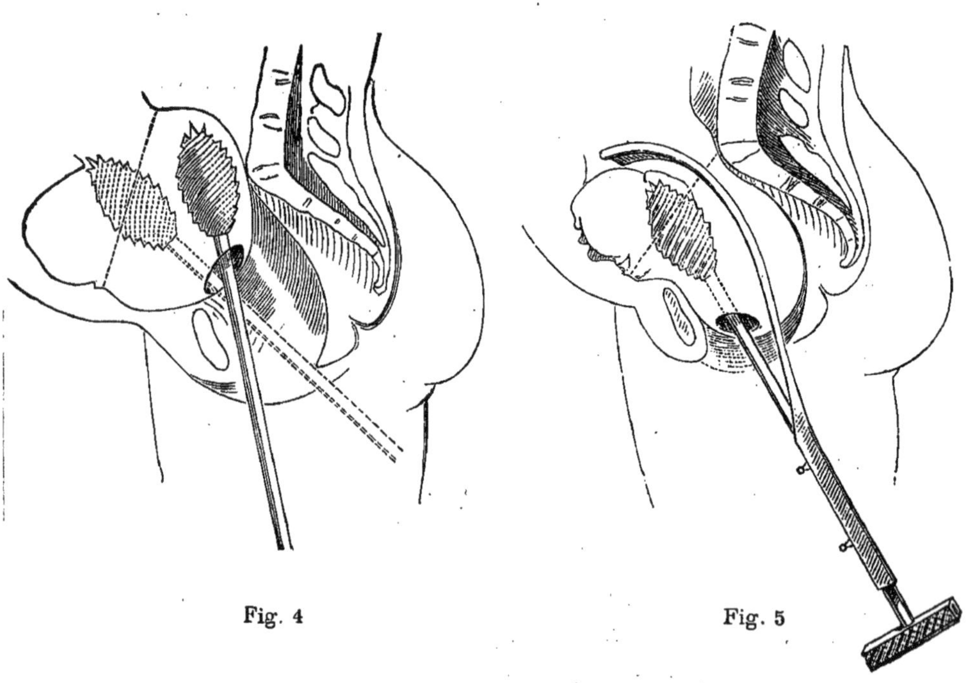

Fig. 4

Fig. 5

Il faut pratiquer des trous dans la base jusqu'à ce que sa résistance soit vaincue : l'extraction est alors facile et sans dangers.

Pendant l'extraction, un doigt cherchera les petites esquilles qui pourraient se former, ce qui est assez rare, et les empêchera de blesser les parties maternelles.

Enfin il est un point qui, dans certains cas, a une grande importance et dont nous avons dit un mot plus haut. La tête est souvent rejetée en avant. Pour l'atteindre avec le térébellum il faut porter le manche en arrière autant qu'il est possible et nécessaire. Si au premier coup l'on n'atteint pas la base, celle-ci deviendra accessible par l'affaissement et l'engagement spontané de la voûte ou aidé de quelques légères tractions. Les figures 4-5 indiquent la manœuvre.

En lisant les pages qui précèdent, en voyant l'instrument d'Hubert, chacun peut se convaincre des qualités du transforateur.

Au point de vue de la *simplicité*, on ne peut guère désirer mieux. Pas d'organes fragiles, de tiges qui se faussent. Pas de maniement difficile et par suite peu ou pas d'apprentissage.

Pour la *rapidité*, il est à remarquer que dans la grande majorité des cas, l'opération est notée comme facile et souvent de 5 à 15 minutes de durée. Cela se conçoit aisément puisqu'il s'agit d'une perforation ordinaire, du placement d'une branche de forceps et de quelques tours de vis.

Pour la *facilité*, la branche protectrice a cet immense avantage sur la branche du forceps, et en général sur tous les instruments symétriques, qu'elle se pose où l'on veut, partout où il y a place, contourne les obstacles, se déplace à la volonté de l'opérateur.

Sous ce rapport notre observation est extrêmement instructive. Comment aurions-nous pu placer en lieu convenable notre branche droite de céphalotribe quand il nous avait été impossible d'appliquer suffisamment la même branche du forceps ?

Et dans ces cas de bassins asymétriques, comment placer un céphalotribe dont les branches symétriques ne doivent se mettre que dans le diamètre transversal et saisir la tête du front à l'occiput dans les positions transversales, les plus fréquentes sans contredit.

Pour la *sécurité*, les avantages sont évidents. Les instruments symétriques ne blessent que trop souvent les parties maternelles par les tentatives répétées de placement qu'ils exigent, par le dérapement dans les tractions que l'on exerce.

Le térébellum conduit sur la main, la pointe masquée par de la cire, ne peut, une fois en place, blesser les tissus maternels. La branche protectrice qui s'insinue où l'on veut, le bec toujours appliqué contre la tête fœtale ne peut non plus être la cause de lésions. En suivant ces règles si simples, on voudrait blesser la femme qu'on ne le pourrait pas.

Enfin, au point de vue de *l'efficacité*, le transforateur est l'embryotome qui atteint le plus complétement et par la voie la plus simple le but, c'est-à-dire la démolition de la base du crâne, cette *delenda Carthago*, comme l'appelle Hubert.

D'ailleurs pour se convaincre des inconvénients du céphalotribe, il suffit, outre ce qu'on en dit dans les Traités classiques, de voir les tentatives nombreuses pour le remplacer faites par les plus célèbres accoucheurs.

La plus récente modification se résume dans le Basiotribe de Tarnier. Nous avons entrepris une série d'expériences avec cet instrument et le Transforateur.

Nous nous réservons de donner sous peu le résultat de cette comparaison.

Mais il y a mieux que toutes ces dissertations et ces raisonnements : c'est l'expérience clinique, à qui il appartient de juger en dernier ressort.

Des statistiques ont été faites et le lecteur jugera de leur valeur. Nous les empruntons au Cours d'accouchements d'Hubert.

Nous restreignons la comparaison au céphalotribe employé

par la majorité des praticiens chez nous, laissant de côté cet instrument compliqué, coûteux, parfois fort difficile à appliquer et pourtant inférieur au céphalotribe : nous voulons parler du forceps-scie, assez employé chez nos voisins belges.

Voici les résultats en bloc, sans tenir compte du degré de rétrécissement.

	Céphalotribe. 170 cas.	Transforateur. 69 cas.
Morts	41,17 %	11,59 %
Accidents puerpéraux suivis de guérison	20,58	14,49
Couches normales	38,23	73,91

Dans les vices moyens du bassin, 66 à 80 millim. :

	Céphalotribe. 46 cas.	Transforateur. 44 cas.
Morts	26,08 %	13,63 %
Accidents puerpéraux	21,75	11,36
Couches normales	52,17	75

Dans les vices extrêmes (moins de 66 millim.) :

	Céphalotribe. 24 cas.	Transforateur. 25 cas.
Morts	54,16 %	8 %
Accidents puerpéraux	8,33	20
Couches normales	37,51	72

Même en tenant compte des défauts de toutes les statistiques en général, il est impossible de ne pas être frappé des chiffres que nous venons de citer. Chose qui montre bien la supériorité et l'innocuité du transforateur, c'est dans les angusties les plus marquées qu'il donne les meilleurs résultats ; et l'écart entre ces deux chiffres 54 et 8, sur un nombre de cas égaux, ne peut pas être mis sur le compte du hasard.

On cherche souvent à expliquer les succès d'un inventeur par l'habitude qu'il a de son instrument. Nous pouvons répondre à cette objection par le relevé suivant, qui fera voir que les heureux résultats ne sont pas dus à un tour de main spécial, à l'habileté et à la grande pratique de l'inventeur.

Sur les 69 observations publiées en 1885, 40 appartiennent à d'autres qu'à Hubert père ou à son fils et ces 40 cas ne donnent que deux morts soit 5 %.

On pourrait encore objecter que ces statistiques de céphalotripsies à mortalité si effrayante se rapportent à une époque où la méthode antiseptique n'était pas employée, et que le chiffre des morts a beaucoup baissé de nos jours Nous répondrons que toutes choses sont égales de part et d'autre à ce point de vue et que probablement les premières opérées d'Hubert étaient soignées par les mêmes moyens que les autres. Il est à croire que les femmes délivrées par le transforateur bénéficieront de l'antisepsie comme les autres, bien qu'elles en aient peut-être moins besoin. les lésions étant plus rares.

Nous arrêtons ici cet exposé, renvoyant pour de plus grands détails au cours d'accouchements d'Hubert qui a consacré cinquante pages de son livre à la méthode de son père.

Nous n'avons pas de conclusions personnelles à donner, et nous terminerons en reproduisant ici celles d'Hubert lui-même :

1° La transforation du crâne est toujours possible là où le broiement et la section (au forceps-scie) le sont.

2° Elle est encore praticable dans certains bassins asymétriques où le broiement et la section ne le sont plus.

3° La limite de son action étant étendue, elle rétrécit d'autant le champ de l'opération césarienne.

4° Elle peut se pratiquer plus tôt que le sciage et le broiement.

5° Elle est plus facile à exécuter.

6° Elle est moins douloureuse et moins dangereuse à subir.

7° Elle permet d'abandonner l'expulsion du fœtus à la matrice ou de procéder immédiatement à son extraction.

8° Les résultats qu'elle a fournis jusqu'ici sont beaucoup plus heureux que ceux de la section et du broiement.

Lille Imp. L. Danel.

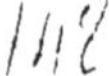

www.ingramcontent.com/pod-product-compliance
Ingram Content Group UK Ltd.
Pitfield, Milton Keynes, MK11 3LW, UK
UKHW021021220726
13924UKWH00001B/106